ÉTUDE

DE

L'ESPRIT PUBLIC.

ÉTUDE

DE

L'ESPRIT PUBLIC,

PAR

Urbain FEYTAUD,

RÉDACTEUR EN CHEF DU *COURRIER DU NORD*.

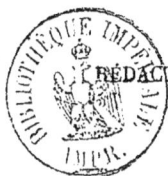

Juin 1853.

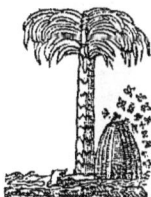

VALENCIENNES.

IMPRIMERIE ET LITHOGRAPHIE DE B. HENRY, MARCHÉ AU POISSON.

— 1853. —

ÉTUDE

DE

L'ESPRIT PUBLIC.

Y a-t-il réellement un esprit public en France? Peut-on saisir et fixer d'une manière sûre, comme une image daguerrienne, ce protée aux mille formes, cette déesse si versatile et si inconstante qu'on est convenu d'appeler l'Opinion publique, et dont les innombrables variations apparentes ont fait surnommer notre nation le peuple le plus léger de la terre? Derrière cette apparence de légèreté et d'inconstance, peut-on réellement trouver une pensée sérieuse, une idée arrêtée, une base de stabilité et de sagesse, quelque chose enfin qui permette aux gouvernans de savoir au juste comment il faut gouverner pour rester constamment avec la majorité, pour constituer, dans l'intérêt commun du pays et du pouvoir, un ordre de choses réellement solide, réellement durable?

Malgré de tristes précédens, malgré ou plutôt à cause de

l'expérience des révolutions, notre réponse à cette question sera résolument affirmative.

Oui, il y a en France un esprit public, sérieux, stable, toujours le même; esprit puissant, esprit d'ordre, car il est celui de l'immense majorité; mais qu'il faut, pour le reconnaître et l'utiliser, étudier à un point de vue tout particulier, en dehors de toute opinion préconçue, en dehors de toute influence de parti, de personnes et de doctrines.

Ce qui pendant longtemps a fourvoyé les gouvernans et leurs défenseurs, ce qui a fait longtemps conduire le vaisseau de l'Etat au gré de flots inconstans, sur des eaux toujours battues par des vents toujours changeans, c'est qu'au milieu de cette immensité de brisans et d'écueils créée par l'état si variable et si varié, mais superficiel, des esprits, on n'a jamais su trouver exactement le courant qui conduit sûrement au but, c'est-à-dire à la connaissance parfaite du véritable esprit public. Chaque fois que le hasard, bien plus que l'expérience, y avait porté le navire, le moindre vent contraire venait égarer le pilote et lui faire chercher ailleurs la route qu'il avait prise sans s'en douter. Trop habitué à croire à l'instabilité de l'opinion, on obéissait malgré soi à des caprices fortuits ou calculés qui ne venaient pas d'elle. Et lorsqu'il était facile de marcher droit et sûrement, on se laissait détourner, inquiéter ou rassurer par le fait le moins important, par le bruit le moins fondé, absolument comme aujourd'hui à la bourse on fait de la hausse ou de la baisse, on se ruine ou on s'enrichit sur les rumeurs les plus absurdes, sur les appréhensions ou les espérances les plus ridicules et les moins logiques.

L'esprit public, pour beaucoup de gens, c'est la représentation non pas de leur opinion réelle, étudiée, mais du caprice de leur imagination ou de la pensée éphémère dont ils subissent à leur insu l'influence. On a beau être sérieusement, par exemple, homme de conservation et de stabilité, si, à côté de ce sentiment d'ordre qui est l'opinion fondamentale, viennent se placer des préoccupations de partis, de personnes, des faits de nature à blesser telle ou telle susceptibilité secondaire, l'homme de conservation s'oublie lui-même, et peut devenir sans s'en douter la dupe d'une intrigue et l'auxiliaire d'une révolution.

Mais cette versatilité involontaire, qui fait souvent en définitive les événemens, parce qu'elle n'est pas suffisamment reconnue, prévenue et surveillée, peut disparaître le jour où une connaissance exacte du véritable esprit public aura permis aux gouvernans d'éviter le danger et les surprises en donnant une satisfaction constante, régulière à ce qui est immuable dans le cœur de l'immense majorité du pays.

Il y a donc aujourd'hui deux choses à faire pour consolider l'ordre selon les désirs réels de la France ; ces deux choses sont : Connaître l'esprit public et le satisfaire.

Le gouvernement impérial veut sérieusement connaître le véritable esprit public. Nous en avons pour preuve la haute mission donnée à quatre hommes dont le dévouement et l'intelligence supérieure sont déjà de grandes garanties du succès. Mais pour que cette mission soit complètement remplie, pour que ces dévouemens et ces intelligences d'élite puissent aller trouver la vérité au-dessous de cette surface mobile et bigarrée qui semble représenter l'opinion, et qui ne représente en définitive que des fantaisies, des engouemens, des terreurs ou des rancunes, il faut l'aide impartial des hommes d'étude et d'observation politique ; il faut que, se dégageant de toute prévention comme de toute sympathie, ceux qui auront l'honneur d'être consultés, après avoir scruté leur propre conscience, aillent fouiller scrupuleusement au fond de la conscience du pays, et y puisent cette opinion vraie qui n'est ni l'affection ni l'antipathie pour ou contre les personnes, ni la critique ni l'éloge de tels ou tels actes, ni le dévouement ni la haine, ni la prévention ni l'enthousiasme, mais bien la saine et bonne raison prise dans son véritable logis, au milieu des sentimens combinés de la propriété, de la famille, de la dignité personnelle et de la dignité nationale, sentimens qui sont au fond de tous les cœurs loyaux en France, sentimens que la passion ou l'erreur altèrent souvent, mais ne détruisent jamais.

Ce n'est pas, nous le savons, chose facile que cette étude impartiale de soi-même et des autres; mais enfin c'est chose possible; et en cette matière comme en beaucoup d'autres tout aussi délicates, vouloir fermement c'est pouvoir.

Essayons un peu d'ouvrir la voie et de la déblayer des ronces qui l'obstruent.

Faute d'aller au fond des choses, beaucoup de gens ont confondu l'esprit public avec quelques-unes de ses manifestations plus ou moins vraies, et l'ont tour à tour rattaché à un parti, à une personne, à une doctrine. C'est une triste erreur que nous ne voudrions pas voir partagée par les hommes dont la mission est d'éclairer le chef de l'Etat. Jugeant, avant tout, l'opinion publique par ses actes les plus récens et les plus significatifs, ils pourraient se borner à conclure : L'esprit public est avec l'Empire. La solution ne serait pas fausse sans doute, mais elle serait incomplète.

Certes, si jamais ce sentiment intime, profond que nous appelons l'esprit public a pu se développer dans toute sa froide raison et son impartiale sincérité, cela a été les jours où, se dégageant de toutes préoccupations de forme, de parti et de principes, la France a acclamé la présidence de Louis - Napoléon d'abord, l'Empire dynastique ensuite. Légitimité, monarchie constitutionnelle, démocratie, république, souvenirs, affections, principes et libertés, tout disparaissait dans ce vote, et l'immense prestige du nom de Napoléon n'eût certes pas suffi pour faire oublier tant de sacrifices, si une voix intérieure n'avait crié à tous : *Là est le salut!* Aussi peut-on s'expliquer, en reconnaissant cette puissance instinctive, pourquoi il n'est resté en dehors du mouvement vers l'Empire que des hommes étroitement liés par le nom, les convictions, les convenances, aux principes dont l'Empire consommait la ruine. Mais précisément par cette raison que la France cherchait avant tout et presque exclusivement son salut dans l'Empire, non parce qu'il était l'*Empire* mais parce qu'il était *le port de refuge*, il serait imprudent d'attribuer trop exclusivement à la forme du gouvernement et à ses institutions les sympathies profondes de l'esprit public.

L'Empire a remis le navire à flot et l'a placé dans le bon courant; mais pour l'y maintenir sûrement, il ne lui suffit pas de compter sur son magnifique triomphe, et de s'endormir en se rappelant l'élan sympathique et l'enthousiasme des populations; il a besoin de rester toujours ce qu'il a paru au commencement, en dehors de tout engouement comme en dehors de toute prévention : la providence du pays. Il a besoin que les hommes d'ordres puissent se dire toujours en le défendant : Là seulement est le salut.

Et qu'on ne pense qu'en donnant ainsi le pas à un sentiment égoïste en soi, celui de la conservation personnelle ou sociale, nous ayons l'intention de méconnaître les sympathies réelles et désintéressées dont le gouvernement impérial est l'objet. A ce point de vue, le grand nom de Napoléon est et sera long-temps un talisman qui préservera fortement le pouvoir des tentatives des partis. Mais comme, après tout, les divers gouvernemens qui se sont succédé en France depuis 89 ont eu aussi tour à tour leurs prestiges, leurs époques de faveur populaire, ce qui ne les a pas empêché de tomber, il est bien permis de conseiller au pouvoir actuel de ne pas trop s'arrêter à ces manifestations, sincères souvent, mais un peu superficielles de l'opinion, et de fortifier par des liens plus solides le contrat sacré qui l'unit à la France.

Les quatre hauts fonctionnaires que le chef de l'Etat vient d'investir de toute sa confiance ont pour principale mission, avons nous dit, d'étudier l'*esprit public*, c'est-à-dire d'aller au fond de toutes les opinions, de toutes les divergences superficielles, pour y découvrir la véritable pensée de la France, et agir ensuite selon cette pensée. Si nous en croyons cependant quelques mots mis par la publicité dans la bouche de l'un d'eux, l'étude ne serait pas si complète, et il s'agirait simplement de reconnaître l'*état des esprits*, ce qui n'est pas tout-à-fait la même chose.

. La connaissance de l'état des esprits n'est pas celle de l'opinion publique. C'est la connaissance de toutes les opinions prises dans leur expression du moment, expression essentiellement inconstante et fugitive; c'est l'étude, juste aujourd'hui, fausse demain, incomplète toujours, de la tour de Babel politique. Mais de ce qu'on aura reconnu toutes ces opinions, de ce qu'on aura pu dire, très peu exactement d'ailleurs : dans tel département, il y a tant de démagogues, tant de républicains, tant de légitimistes, tant d'orléanistes, tant d'hommes de gouvernement, tant d'indifférens, s'en suit-il qu'on connaîtra l'esprit public; qu'on pourra dire au chef de l'État : voilà la situation; tracez là-dessus votre ligne de conduite? Nous ne le pensons pas. Ce serait une grande faute de se rassurer ou de s'effrayer, de faire des concessions à telle opinion apparente, de sévir rigoureusement contre telle autre, parce que ces opinions semblent dominer plus ou moins l'opinion publique. Sans doute il est très bon de connaître l'état des esprits; mais il n'est pas plus possible d'apprécier l'opinion générale sur cet état qu'il n'est possible de prédire le beau ou le mauvais temps trois mois à l'avance.

L'état des esprits est l'expression actuelle de sentimens sincères ou factices, raisonnables ou exagérés, qui se modifieront demain avec la réflexion, avec le sentiment de l'intérêt personnel, avec le sentiment de l'amour du pays. L'esprit public, c'est, nous l'avons déjà dit, la combinaison sérieuse de ces derniers sentimens : la raison, l'intérêt et le patriotisme. Il importe donc peu de savoir si telles ou telles individualités plus ou moins nombreuses ont telle ou telle opinion ; il s'agit d'étudier l'esprit général de localité, de le reconnaître dans ses tendances réelles, dans ses intérêts industriels ou agricoles ; de savoir jusqu'où peuvent aller ses besoins de droits et de libertés politiques et religieuses ; de le saisir, en un mot, dans son expression intime de travail, de commerce, de famille, de propriété, d'amour du pays, sans s'arrêter aux couleurs politiques qui couvrent tout cela ; puis, cette connaissance obtenue, de rapprocher, de combiner tous les intérêts, tous les besoins, tous les appétits réels de la nation, et d'en former un tout homogène qui sera réellement l'esprit public.

Mettez ensemble dans un salon dix honnêtes gens d'opinions politiques différentes. Si vous les questionnez sur ces opinions, si vous leur demandez quelle est l'expression politique du pays, vous aurez une confusion complète ; ils vous indiqueront dix routes opposées. Demandez-leur au contraire ce qu'ils désirent, ce qu'ils croient utile et raisonnable en dehors de leur opinion ; parlez-leur agriculture, commerce, industrie, faites vibrer chez eux la corde de l'ordre et du patriotisme ; consultez-les, non pas sur la liberté de telle ou telle opinion, de tel ou tel culte, mais sur le besoin général de liberté ; faites ainsi un appel à leur raison, en ayant bien soin de laisser leurs passions ou leurs préjugés de côté, et vous obtiendrez certainement de leurs appréciations peu divergentes la moyenne réelle de l'opinion générale.

L'esprit public, répétons-le, n'est pas dans la politique telle que l'ont faite les partis ; et si la politique l'entraîne souvent, c'est que les gouvernans, au lieu de laisser celle-ci de côté, discutent, luttent ou pactisent avec elle ; c'est qu'au lieu de chercher le thermomètre de l'opinion en dehors des passions, ils le placent au beau milieu d'elles. A notre avis, ce qu'a fait de plus habile et en même temps de plus sage le prince Louis-Napoléon, président de la république, ça été de mettre peu à peu

complètement de côté les hommes politiques qui jusqu'alors
avaient dominé et dirigé l'opinion. Il a donné par ce seul fait
un coup mortel aux principes démocratiques ou monarchiques
que représentaient ces hommes. Ce n'est pas à dire pour cela
que ceux-ci ne fussent pas des cœurs loyaux, des conseillers
désintéressés : notre estime pour le caractère de plusieurs d'en-
tre eux nous défend une pareille supposition ; mais ils étaient les
hommes d'un esprit politique circonscrit, ils empêchaient, sans
le savoir, le chef de l'Etat de voir nettement l'esprit de la France.

Toute l'étude, toute la vraie politique est là : voir nettement
l'esprit de la France. Un gouvernement qui suivrait résolument
cette ligne de conduite (et telle est, pensons-nous, la volonté du
gouvernement actuel), aurait surmonté bien des obstacles,
vaincu bien des périls. En échange de quelques illusions flat-
teuses, agréables, mais mensongères, il trouverait enfin ce
qu'une fatalité funeste semble toujours éloigner de tous les
pouvoirs : la vérité. Il ne croirait plus à l'enthousiasme, mais il
croirait à la raison ; il ne croirait plus à cette adoration du
peuple pour le souverain, adoration toujours représentée comme
devant être éternelle, mais il croirait à cette affection profonde,
sincère qui vient de la communauté de pensées, d'intérêts, de
besoins, bonheur et lien de toute famille que ne divisent pas les
passions de la vie privée, bonheur et lien de tout Etat que ne
divisent pas les passions de la vie politique.

L'esprit de passion et de parti a dirigé trop souvent l'esprit
public, cela est vrai ; mais il ne l'a dirigé que parce que les
gouvernans, tenant trop grand compte de l'esprit de parti, et
composant sans cesse avec lui, l'ont laissé maître de la situation,
en ne cherchant pas à connaître par eux-mêmes et à dominer
l'esprit public. Le gouvernement actuel semble déjà sorti de
cette mauvaise voie ; mais il n'en serait sorti que momentanément
s'il ne traçait pas longuement pour l'avenir la route nouvelle
dans laquelle il est entré. Il a développé sur une échelle im-

mense ce qui plaît le plus, il faut bien le dire, à l'esprit public :
la prospérité matérielle ; mais ce développement peut-il continuer
long-temps à progresser, ou du moins à se maintenir de manière
à satisfaire toujours les besoins nouveaux créés par lui ? Là est
le problème. Si, comme nous le craignons, cette première et
grande satisfaction de l'esprit public s'épuise ou s'affaiblit dans
un temps plus ou moins éloigné, il faudra en trouver une autre,
sous peine de s'exposer à laisser prédominer de nouveau l'esprit
de parti, et à lui donner peu à peu cette influence, qui, sans
pénétrer profondément dans l'opinion, la rend mécontente
quelquefois, indifférente souvent, et la laisse sans armes, sans
volonté ferme, pour défendre à l'occasion l'ordre qu'elle a
pourtant grand intérêt à maintenir.

La royauté constitutionnelle de juillet était, elle aussi, entrée
dans le courant de l'esprit public par le double développement
des intérêts matériels et des libertés politiques ; mais elle y était
entrée trop largement, sans avoir la conscience de ses devoirs de
l'avenir ; si bien qu'au jour où les appétits de l'esprit public,
blasés, demandèrent une prospérité matérielle et une liberté
politique plus grandes, la monarchie de juillet, ne pouvant ou
ne voulant les satisfaire, se trouva à la merci de l'esprit de parti,
obligée à lutter continuellement contre lui, sans obtenir de l'opinion, insouciante ou boudeuse, le concours dont elle avait
besoin pour résister et vaincre. L'esprit public, éloigné peu à
peu du gouvernement, passa un beau jour sans trop s'en douter
du côté de l'opposition, et la révolution se fit, sinon par son
concours, du moins par son indifférence. Il la laissa passer
l'arme au pied, et ne se repentit qu'au jour où cette révolution
lui prouva qu'à l'exemple de la monarchie de juillet, elle ne
savait ni le comprendre ni le satisfaire.

Si le gouvernement actuel est incontestablement dans une
voie meilleure ; si, tout en blessant plus profondément encore
que ne l'avait fait la monarchie de juillet les partis hostiles, il

se trouve plus solidement posé dans la voie de l'esprit public, il n'en a pas moins besoin de s'armer de l'expérience des fautes commises par ses prédécesseurs.

La France est avec lui et ne songe pas le moins du monde à restaurer les régimes tombés. C'est tout au plus la pensée de quelques hommes, dont l'espoir n'est certes pas de convertir la nation à leurs principes, mais qui comptent beaucoup sur les fautes des gouvernans pour opérer une surprise. Il ne faut s'occuper ni de leur nombre, ni de leur influence; ils ne sont rien ni par eux-mêmes ni par leurs doctrines; mais ils pourraient être beaucoup par l'inertie, l'indifférence ou le mécontentement de l'esprit public. Il est donc essentiel, pour le gouvernement, de toujours satisfaire celui-ci, non en le rassasiant, mais en le nourrissant suffisamment; et pour le satisfaire, il faut d'abord le connaître.

Telle est la tâche aussi importante qu'honorable confiée à MM. Marchant, Dubessey, Villemain et Carrelet; telle est aussi la tâche de tous les hommes, fonctionnaires, magistrats, industriels, agriculteurs, écrivains, qui seront consultés par les délégués de l'Empereur. Elle sera, n'en doutons pas, dignement et heureusement accomplie; mais elle le sera d'autant mieux que les élémens d'appréciation auront été plus dégagés de toutes les préoccupations qui peuvent les amoindrir et les obscurcir. C'est pour aider, dans la très modeste limite de notre influence, à ce résultat si désirable, que nous avons aujourd'hui pris la plume. Puissions-nous avoir, sinon découvert, du moins préparé quelque peu la bonne voie!

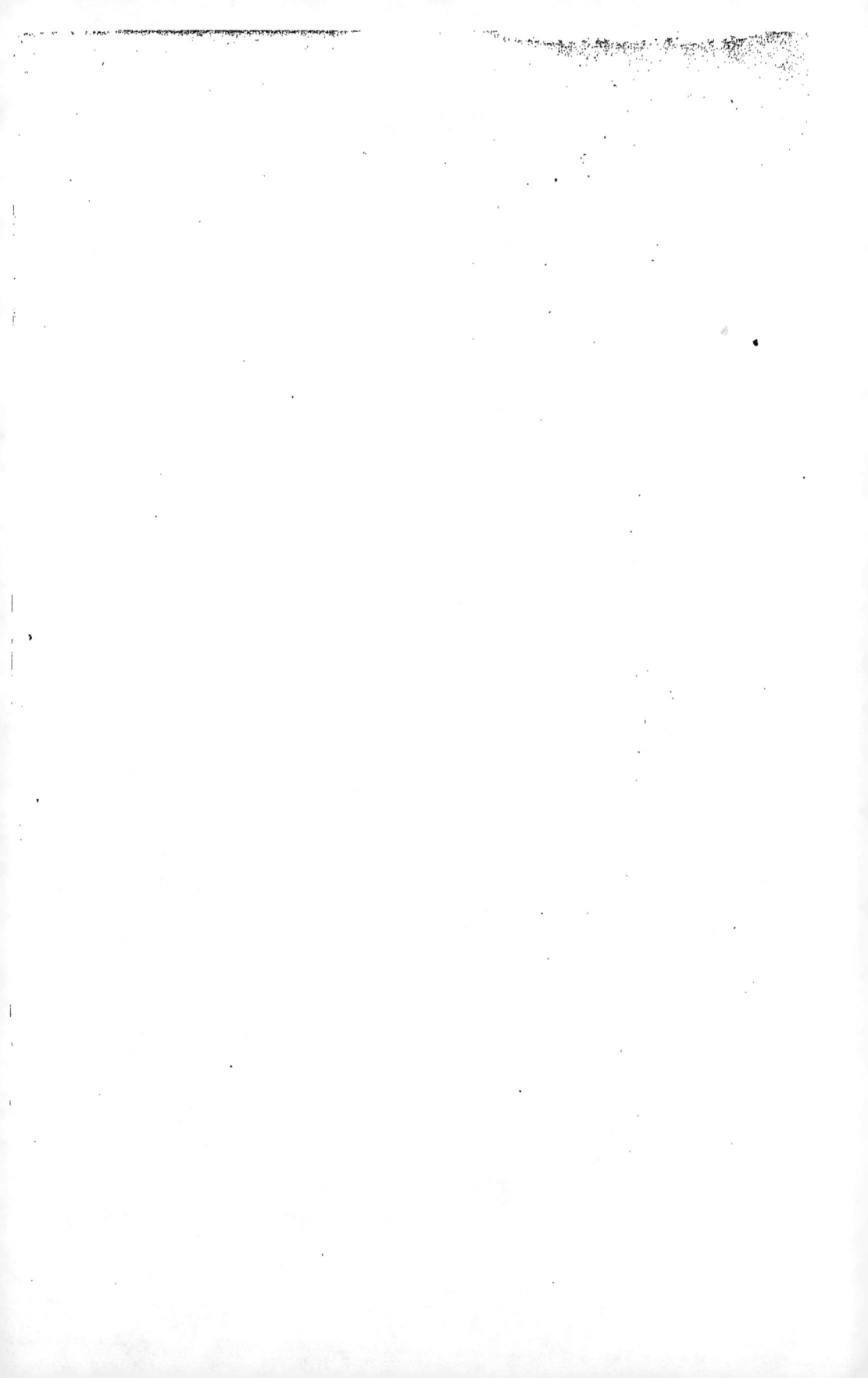

www.ingramcontent.com/pod-product-compliance
Lightning Source LLC
Chambersburg PA
CBHW050426210326
41520CB00020B/6766